DES

LIPOMES PÉRICRANIENS

PAR

Le Dr Emile BISQUERRA

Ex-Interne des Hôpitaux d'Alger

Lauréat de l'École de Médecine d'Alger (Travaux Anatomiques [illegible])

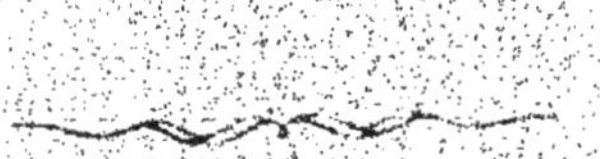

LYON

A. REY, IMPRIMEUR-ÉDITEUR DE L'UNIVERSITÉ

4, RUE GENTIL, 4

18[illegible]

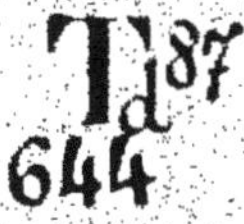

DES

LIPOMES PÉRICRANIENS

DES

LIPOMES PÉRICRANIENS

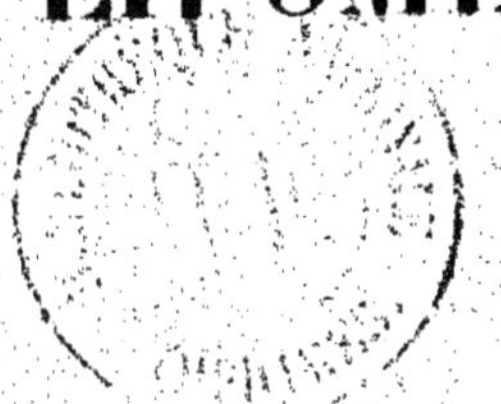

PAR

Le Dr Emile BISQUERRA

Ex-Interne des Hôpitaux d'Alger,

Lauréat de l'École de Médecine d'Alger (Travaux Anatomiques 1892).

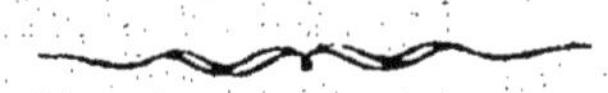

LYON

A. REY, IMPRIMEUR-EDITEUR DE L'UNIVERSITÉ

4, RUE GENTIL, 4

—

1899

AVANT-PROPOS

Nous avons l'intention, dans ce travail, d'étudier une variété spéciale de lipomes, remarquables au point de vue de leur siège et de leur anatomo-pathologie.

Ces tumeurs sont relativement rares, et les traités de chirurgie se contentent d'en signaler la possibilité, sans autrement insister.

Ce sont là les raisons qui nous ont engagé à rassembler les différents cas de ce genre parus dans la littérature chirurgicale, alors aussi que nous avions à notre disposition deux observations inédites que nous devons à l'obligeance bien connue de M. le professeur Poncet.

Nous suivrons, dans notre travail, l'ordre suivant :

Après la définition et un rapide aperçu de l'historique, nous citerons les observations que nous avons pu recueillir, c'est-à-dire à peu près tous les cas cités jusqu'à ce jour. Puis, nous étudierons successivement : l'étiologie, la pathogénie, l'anatomie pathologique, les symptômes, et le diagnostic différentiel, puis le traitement et, enfin, nous terminerons en donnant nos conclusions.

Mais, avant d'aborder notre sujet, un devoir bien doux nous incombe ; c'est avec un sentiment de vive reconnaissance que nous le remplissons.

Élève de l'École de médecine d'Alger, où nous avons fait la majeure partie de nos études médicales, entouré de la bienveillante sollicitude de tous nos maîtres, éclairé de leurs excellents conseils, il nous est infiniment agréable de leur exprimer ici l'assurance de notre profonde gratitude.

A tous nos maîtres, MM. les Drs Battarel, Caussidou, Curtillet, Gemy, Mertz, Rey, Sabadini, médecins et chirurgiens des hôpitaux d'Alger, nous adressons l'hommage de notre inaltérable reconnaissance, pour les savants enseignements qu'ils n'ont cessé de nous prodiguer pendant notre externat et notre internat à l'Hôpital civil de Mustapha.

A MM. les professeurs de la Faculté de Lyon, où nous sommes venus terminer nos études, nous adressons nos meilleurs remerciments pour l'excellent accueil qu'ils ont bien voulu nous réserver.

Nous remercions particulièrement M. le Dr Delore de l'affabilité qu'il a eue pour nous.

Enfin, à M. le professeur Poncet, qui nous a inspiré ce travail et a mis à notre disposition deux observations et deux dessins inédits, nous adressons nos sentiments de vive et respectueuse gratitude, ainsi que tous nos remerciments pour le grand honneur qu'il nous a fait en acceptant la présidence de notre thèse.

Nous n'oublions pas non plus notre ami, le Dr Robbaz, qui a bien voulu reproduire, en les réduisant, les dessins qui nous avaient été confiés, et nous lui envoyons l'assurance de notre amitié dévouée.

DES

LIPOMES PÉRICRANIENS

DÉFINITION — HISTORIQUE

Par la dénomination de lipomes péricraniens, nous entendons, ainsi que le nom l'indique, des tumeurs graisseuses développées sur les parois crâniennes et occupant, par conséquent, soit le cuir chevelu, soit la région frontale. Ces tumeurs présentent toujours des rapports intimes avec le périoste ou péricrâne. Elles sont donc profondément situées et recouvertes par l'aponévrose épicranienne ou le muscle, en quoi, d'ailleurs, elles diffèrent des tumeurs de même nature, mais superficielles, dont nous ne nous occuperons pas dans cet ouvrage.

La première observation rapportant un cas de ce genre nous paraît être celle de Simon, en 1772; cet auteur intitule la tumeur qui l'occupe une *loupe*. Mais, d'après la description qu'il nous en donne, on peut, pensons-nous, affirmer qu'il s'agit bien d'un lipome péricranien.

Vers la même époque, Bertrandi, en 1788, et Roger en 1803, citent des cas semblables.

Puis ce sont des observations éparses sur le même sujet, parmi lesquelles nous citerons celle de Fano, qu'il fait suivre de considérations sur le diagnostic différentiel avec les kystes dermoïdes.

Grosch, le premier, en 1887, donne sur cette question un travail d'ensemble. Il rapporte 36 observations, dont plusieurs personnelles, et insiste particulièrement sur les difficultés du diagnostic.

Quelques années plus tard, le professeur Lannelongue, dans son *Traité des affections congénitales*, donne une étude assez approfondie des lipomes congénitaux siégeant au niveau du crâne.

Il insiste, lui aussi, sur les difficultés du diagnostic différentiel.

Plus récemment, Chipault, dans un important mémoire, a groupé, à côté de deux observations personnelles, cinquante-six cas antérieurs.

Enfin, signalons encore sur ce sujet, la thèse du Dr Mounic en 1897.

Notre travail vient donc s'ajouter à ceux que nous avons énumérés. Nous avons fait de consciencieuses recherches pour réunir le plus possible de cas antérieurs, et nous donnons, à la fin de notre ouvrage, un index bibliographique que nous croyons à peu près complet.

Heureux si nous avons pu réussir à apporter notre modeste pierre à l'édifice commun.

OBSERVATIONS

Nous diviserons les observations que nous avons rassemblées en deux groupes :

1° Les lipomes congénitaux ;

2° Les lipomes acquis, c'est-à-dire apparus à tous les âges de la vie.

Cette division est un peu artificielle, car il est parfois très difficile de remonter à l'étiologie et d'affirmer l'origine congénitale de la tumeur. Aussi dirons-nous, avec plus de justesse :

Le premier groupe contiendra tous les lipomes dont l'existence a été constatée dès la naissance.

Le second groupe renfermera les lipomes apparus à tous les âges de la vie, et dont on ne peut affirmer l'origine congénitale.

Dans chacun de ces groupes, nous classerons les observations, d'après le siège qu'elles occupent sur le crâne, en lipomes des régions frontale, temporale, pariétale, occipitale, et lipomes siégeant au niveau des sutures.

PREMIER GROUPE

LIPOMES CONGÉNITAUX

1° Lipomes de la région frontale.

OBSERVATION I (inédite).

(Due à l'obligeance de M. le professeur Poncet).

Lipome angiomateux de la région frontale gauche, recouvrant en partie la racine du nez et la paupière supérieure.

J. K..., âgé de quinze ans, est entré en avril 1888 à l'Hôtel-Dieu, salle Saint-Louis, service de M. le professeur Poncet.

Ce jeune homme raconte qu'il a toujours été porteur de la tumeur qu'il présente à la région frontale gauche, et qui, restée longtemps stationnaire, s'est accrue dans les derniers mois.

Cette tumeur (fig. 1), du volume d'une grosse amande, s'étend depuis la racine des cheveux jusqu'au niveau et au-dessous du sourcil gauche.

La peau qui la recouvre présente une coloration normale, mais paraît cependant un peu épaissie.

Cette masse pathologique est constituée par un tissu mou, rénitent, donnant sous le doigt une sensation de fluctuation. Pas de lobulation, pas de souffle, pas de battements.

M. Poncet, en raison de l'âge du sujet, du siége de la tumeur, de ses caractères cliniques, diagnostique un lipome congénital.

Il en pratique l'ablation, après anesthésie.

L'opération ne présente aucune particularité, en dehors de quelques adhérences à la peau et au péricrâne.

L'examen histologique confirme le diagnostic, mais la tumeur est notablement plus vasculaire qu'un lipome ordinaire, de telle

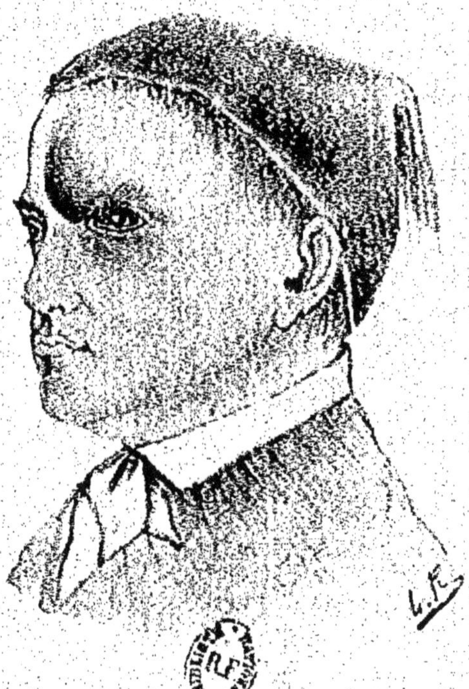

FIG. 1. — Lipome angiomateux de la région frontale gauche, recouvrant en partie la racine du nez et la paupière supérieure. (Obs. I.)

sorte que la dénomination de *lipome angiomateux* paraît convenir tout à fait à cette variété de tumeur.

Suites opératoires simples. Réunion par première intention. Guérison.

Observation II

(Heyfelder, Inaug. Dissert. Stuttgart, 1842).

Tumeur molle sur le front, chez un enfant nouveau-né.

Elle est indolente, mobile et assez régulièrement circonscrite. Pas de fluctuation ni de pulsations. Volume d'un œuf de poule.

Opération. — Lipome jaune, lobulé, entouré d'une membrane celluleuse, adhérant au crâne par sa face profonde.

Mort vingt heures après l'opération.

Observation III

(Reclus, *Bulletin de la Société anatomique de Paris*, 1881.)

M. Reclus opère, à la Pitié, un malade atteint de lipome médian du front.

L'opéré affirma que la tumeur était congénitale.

Observation IV

(Fehleisen, *Sitz. der Phys. med. Gesellsch. zu Würzburg*, 1882.)

Jeune fille portant un lipome congénital au niveau de l'angle interne de l'œil. La tumeur est entourée par une saillie de nature osseuse.

L'opération montra l'existence d'une excavation assez profonde dans l'os frontal, dont la table externe avait disparu.

Observation V

(Nancrède, *Philad. med. Times*, 1882-1883).

Lipome congénital sous le muscle occipito-frontal.

Nous n'avons pas d'autres renseignements, n'ayant pu nous procurer l'observation.

Observation VI

(Lannelongue, *Affections congénitales*, 1891.)

Petite fille de dix mois, portant un lipome du volume d'une mandarine, situé sur le côté droit du frontal, au-dessus des sourcils. Cette tumeur, observée le jour de la naissance, était alors du volume d'une noisette. Depuis, son accroissement avait été très rapide, et avait fait penser à un sarcome.

Etat actuel. — Contours bien limités; peau non altérée, ne glissant pas à la surface; quelques points adhérents. Rebord osseux à la base du néoplasme, indiquant des rapports intimes avec le frontal, faisant corps avec le squelette. Les dépressions de la surface semblent se décomposer en plusieurs lobes, confondus profondément. Consistance ferme, peu élastique. Pas de liquide. Tumeur ni pulsatile, ni réductible. Aucun trouble fonctionnel.

Ablation : tumeur pénétrant dans le frontal; grandeur : une pièce de 5 francs. L'os présente une surface ulcérée avec anfractuosités alvéolaires remplies par le néoplasme.

Grattage de l'os ; pas de perforation.

Grattage de la face profonde de la peau.

Etude histologique : tissu adipeux, peu de tissu cellulaire (lipome diffus). Guérison.

Observation VII

(Chipault, *Médecine moderne*, 1895.)

Garçonnet de quatre ans et demi, sans tare héréditaire ou personnelle, porteur au niveau de la bosse frontale gauche d'une tumeur constatée dès la naissance, et qui avait brusquement pris, depuis un mois, une évolution rapide.

Volume : une demi-orange ; pas de tendance à la pédiculisation; pas de lobulation; peau saine et mobile sur la masse, qui paraît, au contraire, solidement adhérente aux parties profondes ; consistance élastique ; indolence parfaite.

Ablation ; tumeur bien encapsulée, jaunâtre, facilement énucléable, sauf à la partie profonde où elle adhère intimement, sur quelques centimètres, au périoste et à l'os.

Incision circulaire du périoste et section de l'os avec la pince de Lannelongue, mettant à nu la dure-mère sur une étendue correspondante.

Examen histologique : lipome superficiellement encapsulé, non cloisonné, se substituant dans sa partie profonde au périoste et à l'os perforé jusqu'à la dure-mère.

Pansement à la gaze iodoformée.

La plaie guérit sous un seul pansement. La cicatrice est à peine appréciable, la perte osseuse diminue de moitié.

2° Lipomes de la région occipitale.

Observation VIII

(Seerig, *Magaz. der gesammt Heilk.*, 1830.)

Il s'agit d'un enfant de deux ans et demi, porteur d'un lipome congénital situé à la région postérieure du crâne.

La tumeur, du volume d'un pois à la naissance, s'est accrue depuis et recouvre toute la partie postérieure de la tête, envahissant le cou et jusqu'aux oreilles. Elle est recouverte de cheveux, fluctuante par places, légèrement pulsatile, non adhérente à la peau et à l'os.

Opération : tumeur blanche, lardacée, entourée d'une enveloppe cellulaire en partie graisseuse.

Guérison.

Observation IX

Heinecke, Die chirurgischen Krankheiten des Kopfes
(*Deutsche Chirurgie*, 1882.)

Jeune homme de dix-huit ans, porteur, à la région occipitale, d'une tumeur remontant à la première enfance, siégeant à gauche, assez près de la ligne médiane.

Volume du poing.

Adhérences étroites à l'occipital.

L'opération démontra qu'il s'agissait d'un lipome placé sous l'épicrâne.

Observation X

(Reymond, *in* Mounic, thèse de Bordeaux, 1897.)

P. F.., quarante-trois ans, marchand de vins, entre à l'hôpital Bichat le 10 avril 1894, service de M. le professeur Tarnier.

Il est porteur, de chaque côté, au niveau de la région mastoïdienne, d'un lipome dont les parents ont constaté la présence au moment de la naissance.

Peu volumineux d'abord, ils se développent maintenant, déterminant de la gêne dans les mouvements du cou, et le malade réclame une intervention.

Chacune de ces tumeurs est du volume d'un œuf de poule, adhérente à la peau, peu mobile sur le plan osseux.

Siège : exactement en arrière des apophyses mastoïdes.

Opération : Chacun des lipomes est dépourvu de capsule propre et adhère en un des points à la peau, mais surtout au périoste sous-jacent. Limites mal définies ; la dissection est laborieuse à cause de cette diffusion et de l'hémorragie abondante, les parties voisines étant très vasculaires.

La consistance du lipome est rénitente, il est parcouru de nombreuses travées fibreuses.

Guérison.

3° Lipomes siègeant au niveau des sutures.

OBSERVATION XI

(Sydney-Jones, *Tr. of the path. Soc of London*, 1881.)

Enfant de vingt mois porteur d'une tumeur de la grosseur d'une demi-orange, sur la tête, au niveau de la suture médiane, et s'étendant jusqu'au niveau de la fontanelle postérieure. Cette tumeur fut remarquée lorsque l'enfant était âgé de deux mois seulement, et depuis elle grossit rapidement.

Tumeur nettement lobulée, fluctuante, sauf sur les bords qui sont plus durs que le reste de la masse, irréductible. L'opération n'offrit aucune difficulté ; adhérences au cuir chevelu et au péricrâne. La tumeur fut reconnue pour un lipome pur ; elle pesait 70 grammes.

Guérison.

OBSERVATION XII

(Braquehaye, *in* Mounic, thèse de Bordeaux 1897.)

Lipome du sommet de la tête simulant une méningocèle.

Lucien P..., cinq ans, nous est présenté à la consultation de l'hôpital des enfants, le 30 septembre 1896.

Il n'y a rien à noter dans ses antécédents héréditaires, Personne dans la famille n'a eu de tumeurs du genre de celle que présente l'enfant, ni aucune malformation congénitale. C'est aussitôt après sa naissance qu'on s'aperçut que le jeune Lucien P... présentait au sommet de la tête une petite grosseur qui fut le siège d'une inflammation légère de courte durée. L'enfant n'a jamais présenté de troubles cérébraux ; sa santé est excellente, il est très intelligent.

La tumeur n'a, paraît-il, pas augmenté de volume ; elle est actuellement telle qu'elle était au moment de la naissance. Elle ne s'accroît ni dans les mouvements ni dans les efforts. Elle est située sur la ligne médiane, exactement au niveau de la suture lambdoïde. Sa forme est allongée et recourbée en arrière comme un bec d'oiseau. Elle est irréductible.

La peau de la région est normale et recouverte de poils fins et soyeux, en bien moins grand nombre et plus minces que les cheveux qui recouvrent le cuir chevelu voisin.

A la palpation, on sent qu'elle est intimement adhérente au crâne. Le doigt rencontre un rebord osseux, saillant, formant une petite crête sur le bord de la tumeur.

Le 1er octobre, l'enfant est opéré ; la région voisine est rasée sur une large surface. Incision curviligne de 6 à 8 centimètres encadrant de chaque côté la tumeur. La partie profonde adhère fortement au crâne.

Réunion par première intention.

Guérison.

Examen histologique : tissu fibreux, dense, muni de vaisseaux à parois épaisses; dans les parties les plus inférieures de la coupe, on trouve du tissu cellulo-adipeux.

DEUXIÈME GROUPE

LIPOMES ACQUIS

1° Lipomes de la région frontale.

OBSERVATION XIII (inédite).

(Due à l'obligeance de M. le professeur Poncet).

Lipome de la région frontale et sus-orbitaire droite.

F. D..., âgé de quarante-trois ans, est entré au mois de mars 1882, à l'Hôtel-Dieu, dans le service de M. le Professeur Poncet,

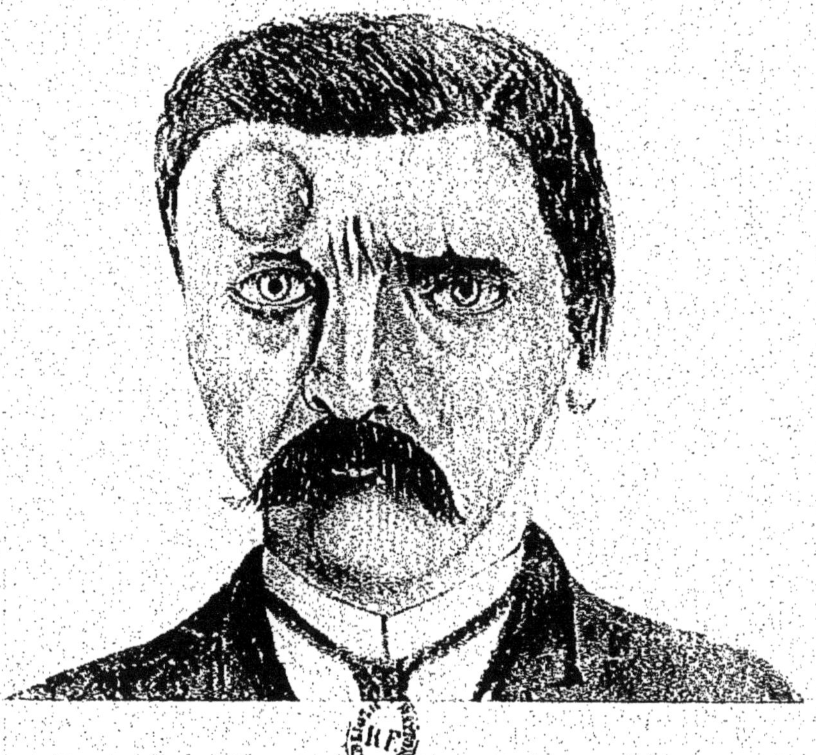

FIG. 2. — Lipome de la région frontale et sus-orbitaire droite. (Obs. XIII.)

porteur d'une tumeur siégeant sur le côté droit du front, à la région sus-orbitaire.

Le début de l'affection remonte à trois ans environ.

Une légère tuméfaction aurait apparu à ce niveau, à égale distance du sourcil et du cuir chevelu, sans cause appréciable, en dehors de la pression de la coiffure, étiologie invoquée par le malade. Depuis, la tumeur a grossi progressivement, sans provoquer de douleurs, ni de gêne locale, et a atteint le volume d'une noix. Actuellement, elle a une forme arrondie, et présente à première vue les caractères d'un kyste sébacé. Mais après un examen plus approfondi, M. le professeur Poncet porte le diagnostic de lipome.

L'opération eut lieu le lendemain et confirma le diagnostic. Elle ne présenta d'ailleurs aucune particularité. La tumeur était constituée par une boule graisseuse située immédiatement au-dessous du frontal. (V. fig. 2).

Observation XIV

(Simon, *Recueil d'observations de médecine militaire*, par Richard de Hautezierk, 1772).

Extirpation d'une loupe adhérente au péricrâne; perforation de cet os pour en prévenir l'exfoliation (In Mounic, *loco citato).*

Dans le mois de février 1764, le nommé S..., soldat invalide de la compagnie de Marmier, vint à notre hôpital pour se faire extirper une loupe qui occupait toute la partie supérieure et moyenne du front; elle était large par sa base, ronde dans sa sommité, grosse comme une belle orange, et d'ailleurs fortement adhérente au péricrâne. Ce soldat portait cette loupe depuis vingt ans, et il était d'ailleurs parfaitement constitué. Après lui avoir fait les préparations convenables, j'extirpai la loupe : l'adhérence au péricrâne ne m'inquiétait pas beaucoup; mais ce qui n'était pas indifférent, c'est que la portion du péricrâne collée au kyste était entièrement détachée du crâne, de façon que toute la portion moyenne et supérieure du coronal se trouvait à découvert lorsque la loupe fut emportée. Pour éviter l'exfoliation longue et considérable à laquelle cet os se trouvait par là nécessairement exposé, j'imaginai de faire, avec le trépan perforatif, plusieurs ouvertures à la table externe, en vue de procurer, au moyen des prolongements des vaisseaux diploïques, la nourriture, l'humidité et une espèce de tente à cette partie. Cette opération eut le succès le plus heureux ; elle termina promptement la cure qui aurait été très longue, s'il eût fallut attendre l'exfoliation de cet os.

Observation XV

(Bertrandi, *Abhandlung von den Geschwulsten.* Leipzig, 1788).

Cet auteur est cité par Grosch et Chipault.

Il s'agit d'une femme de cinquante ans, portant au front un lipome pédiculé, ayant la forme d'une courge.

Observation XVI

(Heyfelder, *De Lipomate et Steatomate*, 1842.)

Enfant hydrocéphale, âgé de deux ans et demi, porteur d'une tumeur à la partie supérieure du milieu du front. Les parents racontaient que cette tumeur, qui était grosse comme un œuf de poule, avait augmenté insensiblement.

Elle était pédiculée, indolente, mobile. La peau qui la recouvrait était normale. Pas de pulsations ni de fluctuation.

La tumeur fut prise pour un kyste et l'extirpation proposée, mais l'enfant mourut avant l'opération.

L'examen anatomique montra que la tumeur communiquait avec le cerveau; elle était graisseuse jaune, lobulée et entourée d'une membrane celluleuse.

Observations XVII, XVIII et XIX

(Steinhausen, *Magazin der gesammten Heilkunde*, 1844.)

Cet auteur est cité par Grosch. Il dit avoir enlevé trois lipomes situés sur le frontal. Ses malades étaient un homme, une femme et un garçon de neuf ans. Nous n'avons pu nous procurer d'autres détails.

Observation XX

(Cruveilhier, *Traité d'anatomie pathologique générale*, t. III, 1856. Chap. Adipomes sous-aponévrotiques.)

Comme exemple d'adipome sous-aponévrotique d'un diagnostic difficile, je citerai le fait suivant :

Ayant trouvé sur un cadavre, à la partie supérieure et droite de la région frontale, une tumeur sphérique du volume de la moitié d'une prune reine claude, je vis, à mon grand étonnement : 1° que cette tumeur était située entre le périoste et l'aponévrose épicranienne; 2° qu'elle était formée, non par un kyste folliculeux, comme je l'avais soupçonné d'abord, mais par une masse graisseuse, tellement bien circonscrite, et si facilement énucléable, qu'on aurait pu la croire enkystée.

Observation XXI

(Fischer, *Mittheilungen aus der chirurgischen Universitæts Klinik zu Gœttingen*, 1861.)

Ce cas concerne un homme âgé de quarante-six ans, présentant une tumeur à la face antérieure et du côté droit du front. Cette tumeur, apparue depuis huit ans, s'était accrue peu à peu, sans avoir été jamais douloureuse. Actuellement, son volume est de la moitié d'une noix. Elle est molle, non fluctuante, non mobile, adhérente aux parties profondes. La peau qui la recouvre est saine et mobile. A la périphérie, on sent un bourrelet dur.

L'opération montra que la tumeur était implantée sur le péricrâne et laissait sur l'os son empreinte.

Observations XXII, XXIII et XXIV

(Billroth, *Bericht der chir. Klinik zu Zürick*, 1860-1867 et 1869-1870.)

Homme de quarante et un ans. Lipome sur le front. Opération. Guérison.

Lipome du front. Femme de trente-cinq ans. Opération. Guérison.

Lipome mou, flasque, gros comme un thaler, développé en huit ans, situé sur le front, chez un homme de trente-quatre ans. Extirpation.

Observation XXV

(Wheeler, *Dublin journ. of. med. Sciences*, 1873.)

Il s'agit d'un homme, âgé de quarante-sept ans, qui fut, il y a dix ans, opéré d'une tumeur graisseuse siégeant à droite de la ligne médiane du front. Elle avait le volume d'une noisette. Cette tumeur se reforma au bout de six mois, sans douleur, et atteignit le même volume. La guérison survint neuf jours après une nouvelle extirpation.

Observation XXVI

(Wheeler, *ibidem.*)

Vieillard de soixante-quinze ans, porteur depuis vingt-cinq ans d'une tumeur située à la moitié gauche du front, et à la partie antérieure de la région temporale. Le malade dit avoir reçu un violent coup à cet endroit plusieurs années avant l'apparition de la tumeur. Restée longtemps stationnaire, elle avait considérablement grossi pendant les deux dernières années, et du volume primitif d'une orange, avait acquis d'énormes dimensions. Elle pendait sur la face, gênant la vision, et pesait 3 livres.

La tumeur était dure, indolente, animée de légères pulsations, dues au voisinage de l'artère temporale.

L'opération démontra qu'il s'agissait d'un lipome solidement adhérent au périoste.

L'examen histologique confirma le diagnostic.

Guérison.

Observation XVVII

(Volkmann, *Beiträge zur Chirurgie*, 1875.)

Lipome du volume d'un œuf, sur la partie médiane du front, chez un homme de quarante-trois ans. Opération. Guérison.

Observation XXVIII

(Grüber, *Wirchow's Archiv*, 1879.)

Il s'agit d'un homme d'un âge avancé, porteur d'un lipome mou, recouvrant tout le front. Tumeur molle, élastique, mobile dans sa masse, mais non mobile dans les parties profondes. Peau normale, la tumeur est recouverte par le muscle frontal.

Extirpation : tumeur du poids de 110 grammes, de la forme d'un rein, entourée d'une tunique aponévrotique, adhérente en plusieurs points au péricrâne. Elle présente un certain nombre de couches de graisse, séparées par des septa, chacune de ces couches ayant 1 à 3 millimètres d'épaisseur.

Observation XXIX

(Petit, *Bulletin de la Société anatomique*, 1881.)

A propos du cas présenté par M. Reclus à la Société anatomique (v. obs. III), l'auteur signale un lipome sous-musculaire du front, qu'il a trouvé, en 1879, à Clamart, sur un sujet âgé de cinquante-quatre ans, qui servait à la médecine opératoire. Ce lipome était situé à la partie externe du front, un peu au-dessus de l'arcade sourcilière gauche. La tumeur était du volume d'une noix, de consistance mollasse, semi-fluctuante; la peau était mobile sur elle. A la pression, on sentait une sorte de crépitation, due à l'existence de bulles gazeuses, provenant de la décomposition. La tumeur était située sous le muscle frontal, la face profonde adhérait au périoste.

A la coupe, aspect lobulé. La coloration était d'un jaune rosé, cette teinte particulière étant sans doute en rapport avec le commencement de putréfaction. Malgré cette particularité, la nature lipomateuse de la tumeur parut évidente. Pas d'autres lipomes sur le corps.

Observation XXX

(Fehleisen, Ueber der Stirn. *(Sitzungs. der physik.-med. Gesell. zu Würzburg*, 1882).

Lipome de la grosseur d'une petite pomme, hémisphérique, d'une élasticité ferme, situé à gauche de la ligne médiane, sur le front. La tumeur paraît lobulée ; la peau qui la recouvre est libre ; la tumeur est mobile sur les plans profonds. Autour d'elle existe une saillie dure, pouvant faire croire à une origine osseuse du néoplasme, mais il ne s'agit que d'une infiltration du péricrâne et du tissu cellulaire sous-aponévrotique.

Observations XXXI et XXXII

(Fehleisen, *Ibidem.)*

L'auteur cite deux autres cas de lipomes du front, datant de plusieurs années, l'un chez un homme de trente ans, l'autre chez un homme de quarante ans.

Dans ces deux cas, il y avait également autour de la tumeur un rebord saillant, qui disparut du reste quelques jours après l'opération.

Observation XXXIII

(Rudinger, *Sitzungsb. der physik.-med. Gesellschaft zu Würzburg*, 1882.)

A propos du cas de Fehleisen, l'auteur dit avoir opéré un lipome du front.

L'extirpation fut analogue et lui coûta beaucoup de peine.

Observation XXXIV

(Vogt, *in* Grueter, *Ein Fall Von lipoma fibrosum am Kopfe.* Dis. Greifswald, 1883.)

Tumeur hémisphérique, élastique, presque fluctuante, du volume d'une petite pomme, située sur le front, à gauche de la ligne médiane.

Elle est lobulée; la peau glisse sur elle.

Elle pénètre dans le crâne par un pédicule.

Observation XXXV

(Grueter, *I. Diss. zu Greifswald,* 1883.)

Lipome situé sur le front, à gauche de la ligne médiane. La tumeur est hémisphérique, élastique, presque fluctuante. Volume : une petite orange. Elle est lobulée, la peau glisse sur elle; elle parait mobile sur l'os. La tumeur est entourée par un rebord dur, paraissant osseux, dû en réalité à une infiltration du péricrâne et du tissu cellulaire aponévrotique.

Observation XXXVI

(Assenfeldt, *Chirurg. Erfahrungen, eines Landarztes,* In Dis. Dorpat, 1883.)

Femme de trente-huit ans, portant depuis des années un lipome à la partie antérieure du front, dans la région qui répond à la glabelle.

Cette tumeur s'est développée peu à peu ; elle est mobile sur les plans profonds. La peau qui la recouvre est également mobile et peut se plisser facilement.

Extirpation facile ; à l'examen microscopique on reconnait un lipome.

Réunion par première intention.

Observation XXXVII

(Von Bergmann, *In* Grosch. *Studien über das Lipome*, 1887.)

Johann S..., paysan d'Esthonie, âgé de cinquante-deux ans, porteur d'une tumeur sur la partie médiane du front, du volume d'une pomme.

La tumeur était hémisphérique, à base arrondie, s'étendant de l'arcade sourcilière jusqu'à deux travers de doigt de la suture coronale.

Peau normale, non adhérente. La tumeur était lobulée, molle, élastique, non fluctuante, peu mobile sur la base, indolore. A son niveau, le frontal était creusé d'une excavation.

Le malade s'était heurté depuis trois ans le front contre une porte, et quelque temps après il s'était formé au niveau du point contusionné une petite tumeur de la grosseur d'un pois, qui ne cessa depuis de se développer.

L'opération fit constater que la tumeur adhérait intimement au périoste sur une étendue de 1 centimètre carré. Le périoste fut enlevé avec la tumeur.

Guérison huit jours après.

L'examen histologique montra qu'il s'agissait d'un lipome simple.

Observation XXXVIII

(Wahl, *In* Grosch, *loco citato*, 1887.)

S. M..., paysanne d'Esthonie, âgée de trente-sept ans, est porteuse d'une tumeur sur le front, apparue il y a quelques années, et qui s'est depuis lentement et progressivement développée.

La tumeur siège dans la région de l'apophyse orbitaire du frontal gauche; elle est limitée en haut par le cuir chevelu et distante de 1 cm. 1/2 environ du sourcil.

Elle est hémisphérique, du volume d'une noisette ; la peau présente son aspect normal et glisse facilement. La tumeur est immobile par sa base, de consistance molle, élastique, presque fluctuante.

La surface en est lisse et non lobulée.

La tumeur reste insensible à la pression et ne subit pas de modifications. Pas de pulsations; pas de variations de volume pendant la respiration.

On porta le diagnostic de lipome.

L'opération démontra en effet qu'il s'agissait d'un lipome qui adhérait au péricrâne et situé sous le muscle frontal.

Guérison par première intention.

Observation XXXIX

(Wahl, *In* Grosch, *loc. cit.*)

Une femme, âgée de cinquante-deux ans, prétend avoir reçu un coup sur la région frontale gauche, il y a trois ou quatre ans. Quelque temps après, elle s'aperçut de la présence, au même endroit, d'une tumeur de la grosseur d'un pois, située sous la peau. La tumeur ne varia pas de volume jusqu'à ces derniers mois et resta indolente.

Actuellement, elle est du volume d'une faîne; elle est située sur la région frontale gauche, entre l'arcade sourcilière et la bosse frontale. Elle est molle, élastique, non fluctuante, lobulée et repose sur une partie osseuse. La peau est mobile sur elle.

Opération le 20 octobre 1885. Le diagnostic de lipome est confirmé. Il était situé au-dessous de l'aponévrose épicranienne.

Guérison par première intention.

Observation XL

(Rotter. In Grosch, *loc. cit.*)

L'auteur décrit une tumeur d'un volume énorme chez une négresse, âgée de trente-cinq ans.

Au début, elle était formée par un petit nodule mou et mobile, siégeant sur le pariétal gauche, et que la malade portait depuis l'âge de deux ans.

Actuellement, la tumeur semble appendue au périoste du frontal et du pariétal. Elle mesure 3 pieds 5 pouces et descend jusqu'aux genoux, possédant des points d'attache au menton et à la poitrine. L'oreille gauche et les paupières de l'œil gauche ont été déviées latéralement sous le poids de la tumeur ; le globe oculaire fait saillie ; le nez et la bouche sont déformés. La tumeur est mollasse, pâteuse, lobulée ; elle est indolore et gênante seulement par son poids et son volume. On rencontre sur le reste du corps des tumeurs semblables, plus petites. (Voir le dessin qu'en donne Chipault.)

Observation XLI

(Lannelongue et Ménard. *Affections congénitales*, t. I, 1891.)

Lipome de la région médiane du front, observé sur un jeune pharmacien de Paris. La tumeur était apparue vers l'âge de dix-huit ans. Sa situation médiane et profonde, sa forme arrondie, son indépendance avec la peau et son adhérence au squelette la firent prendre pour un kyste dermoïde.

Le malade fut opéré à l'âge de vingt-quatre ans. L'opération montra un lipome encapsulé, adhérent au périoste. La tumeur était du volume d'une grosse cerise aplatie.

Observation XLII

(Lannelongue et Ménard. *Ibidem.*)

Jeune officier de trente ans, porteur sur le front d'une tumeur dont il s'est aperçu il y a un an. Elle a le volume d'une petite amande ; elle est arrondie, non rénittente, adhérente ; la peau glisse sur elle. On a de bonnes raisons de croire à un lipome, et non à un kyste.

Observation XLIII

(Trélat, *In* Chipault, *Médecine moderne*, 1895.)

Il s'agit d'un garçon d'une quinzaine d'années, porteur d'une tumeur irréductible et recouverte d'une peau normale, située à la racine du nez. Il s'agissait d'un lipome qu'on prit pour une encéphalocèle jusqu'à l'opération.

Observation XLIV

(Guépin et Orillard, *Bull. Soc. Anat.*, Paris, 1893.)

Il s'agit d'un homme de quarante ans, porteur d'une petite tumeur au-dessus de la partie moyenne du sourcil droit. Elle est du volume d'un petite noix, sensible à la pression, de consistance ferme, à surface un peu irrégulière, sans lobulation appréciable. La peau présente son aspect normal. La tumeur adhère au périoste du frontal, qui semble présenter à ce niveau une légère dépression.

Le début précoce de la tumeur qui remonte à l'enfance, son accroissement lent, la constance de ses caractères extérieurs, son siège, son adhérence au périoste, la dépression du frontal, tous ces signes viennent appuyer l'hypothèse d'un kyste dermoïde.

L'opération découvre une masse lipomateuse, située au-dessous du muscle frontal. Elle est bien circonscrite, sans être encapsulée.

Ce lipome, qui paraît devoir être considéré comme un lipome [illegible]ostique, très probablement congénital, siégeait au lieu d'élection.

2° Lipomes de la région temporale.

Observation XLV

(Kœnig, *Lehrbuch der Speciellen Chirurgie*, t. I.)

Lipome situé au-dessous de l'aponévrose du muscle temporal. Pas d'autres détails

Observation XLVI

(Fano, *Union médicale*, 1861, t. III.)

Briens, ébéniste, quarante et un ans. Tumeur depuis sept ans à la limite de la région orbitaire et de la région temporale gauches, dirigée obliquement de dehors en dedans, de haut en bas, confinant en arrière à la queue du sourcil, et en dehors au bord du muscle temporal. Volume, la moitié d'un petit œuf. Le grand diamètre est de 4 centimètres; le petit, de 3 cm. 50.

La tumeur est circonscrite, offrant à la pression une sensation spongieuse, mobile, indolore, sans adhérences.

Ablation : incision dans le sens du grand diamètre. La tumeur siégeait sous le feuillet supérieur de l'aponévrose temporale.

Examen histologique : tissu graisseux circonscrit.

3° Lipomes de la région pariétale.

Observation XLVII

(Mac-Cormac, *Lancet*, London, 1880.)

Lipome siégeant sur le pariétal, chez une jeune fille de quatorze ans, et dont l'existence n'avait été remarquée que deux ans auparavant.

L'opération montra que la tumeur était située sous les parties molles, et était adhérente au péricrâne.

Observation XLVIII

(Fieber, *Deutsche Zeitschr. f. Chir.* 1880.)

Il s'agit d'un homme de cinquante-huit ans, maigre, chez lequel s'était développée depuis huit ans, au niveau de l'angle antérieur et inférieur du pariétal gauche, une tumeur grosse comme la moitié d'une orange, indolore, de consistance ferme et élastique, non fluctuante.

Opération : la tumeur put facilement être détachée de la peau, mais plus difficilement de la surface sur laquelle elle reposait.

Elle était rougeâtre, presque blanche à la surface, mais jaune à la coupe.

L'examen microscopique montra que l'on avait affaire à un lipome fibreux assez riche en tissu vasculaire.

OBSERVATION XLIX

(Vogt. *in* Grueter. *In* Dis. Greifswald, 1883.)

Il s'agit d'un homme de soixante-cinq ans, présentant sur le côté droit de la tête, depuis le milieu du pariétal jusqu'au niveau de l'arcade orbitaire, une tumeur du volume d'une tête d'enfant.

La peau qui la recouvrait n'était pas adhérente; la tumeur elle-même était mobile sur les parties profondes. La surface est lisse, de consistance ferme; pas de fluctuation. Cette tumeur datait de trente-six ans et n'occasionnait de gêne que par son volume.

A l'extirpation, on s'aperçut que sa base s'insérait sur la tunique aponévrotique.

Le diagnostic avait été fibro-lipome et fut confirmé.

4° Lipomes de la région occipitale.

OBSERVATION L

(Lücke. *Ueber multiple Symmetrische lipome.*
In. Diss. Strasburg, 1878.)

Lipome symétrique de la région mastoïdienne.

Nous n'avons pas d'autres renseignements.

OBSERVATION LI

(Chipault, *Médecine moderne*, 1895.)

Huit jours après l'opération précédente, on nous envoyait de la campagne, pour une tumeur que l'intervention devait nous faire reconnaître de nature identique, une femme d'une cinquantaine d'années, bien portante, mère de trois enfants : elle cachait dans la partie postérieure de sa coiffe un néoplasme de l'aspect le plus bizarre. C'était une masse pédiculée qui s'attachait au crâne à la hauteur de la fosse occipitale supérieure gauche, et qui offrait, suivant la comparaison réellement juste du mari de la malade, l'apparence d'une *petite poire de curé*. Le cuir chevelu qui environnait son pédicule ne paraissait point distendu ; quant au pédicule lui-même, il était du volume du petit doigt, relativement peu mobile sur les parties profondes. La tumeur, recouverte d'une peau hypertrophiée, presque glabre et mobile, était régulière, sans la moindre trace de lobulation, de consistance très ferme ; elle présentait, à sa partie inférieure, une ulcération suintante, au fond de laquelle on voyait une surface blanchâtre, dont le doigt ou le stylet reconnaissaient sans peine la consistance pierreuse.

C'était la mauvaise odeur des sécrétions de cet ulcère qui avait incité la malade à consulter un médecin, car sa tumeur, datant d'une vingtaine d'années, et pédiculisée depuis quatre ou cinq ans, était absolument indolore.

J'avoue que, pas plus que dans le cas précédent, je ne fis de diagnostic exact : je pensai à une loupe, et l'idée ne me vint pas un instant qu'il pouvait y avoir analogie de nature entre cette tumeur et celle du petit enfant que je venais d'opérer.

L'intervention, ici plus facile encore, fut faite à la cocaïne et dura à peine cinq minutes : je fis à droite et à gauche du pédicule, sur le cuir chevelu, deux incisions allant jusqu'à l'os. La surface de celui-ci, sur l'étendue d'insertion du périoste, fut soigneusement ruginée et la plaie suturée. Elle guérit sous un seul pansement.

La tumeur enlevée était formée par du tissu graisseux qui, à sa partie inférieure, était transformé en tissu fibreux, puis, au voisinage même de l'ulcération, en tissu calcaire. Elle était enveloppée d'une couche aponévrotique, sans doute en continuité avec l'aponévrose épicranienne et d'une peau très épaisse, partout mobile, sauf au voisinage de l'ulcère.

Observation LII

(West, *Lancet*, 1875.)

La tumeur, qui siégeait à l'occipital, eut tout d'abord les caractères d'une encéphalocèle, et ne se compliqua que plus tard de lipome. A la naissance, elle était grosse comme une orange, manifestement transparente, nettement fluctuante. Elle se tendait pen-

Dans les deux observations, la tumeur était entourée d'un rebord dur, de consistance osseuse, dû à une infiltration du péricrâne et qui disparut quelques jours après l'opération.

6° Lipomes multiples.

Observations LX et LXI

(Renard, *Medicinische chirurgische Zeitung*, 1815).

L'auteur mentionne deux observations : celles de la mère et du fils, porteurs tous deux de lipomes péricraniens ; la mère, d'un lipome de la tempe, le fils d'un lipome du sommet de la tête. Tous deux sont aussi porteurs de lipomes multiples.

La mère, âgée de soixante-dix-neuf ans, a la plus grande partie du corps couverte de lipomes. La tête, le dos, l'abdomen en sont couverts. Seuls, le visage, la paume des mains et la plante des pieds sont indemnes. Les tumeurs de la tête sont peu volumineuses ; elles ont toutes la même forme ; leur base est très élargie. Ces tumeurs ont fait leur apparition, alors que la malade était âgée de trente ans, cinq ans après la naissance de son fils.

Le fils, d'aspect chétif, est âgé de quarante ans. Les lipomes qu'il porte sont plus petits que chez sa mère, mais le lipome du vertex est remarquable par sa taille et sa forme. Il est apparu depuis l'âge de deux ans. Il mesure 4 pouces et demi de diamètre, et s'étend en avant jusqu'au front sur lequel il empiète, n'étant distant de l'orbite que d'environ 3 pouces.

ÉTIOLOGIE

L'âge auquel apparaissent les lipomes péricraniens est essentiellement variable. Les uns sont congénitaux, les autres acquis.

Nous avons relevé onze cas dès la naissance (professeur Poncet, Heyfelder, Reclus, Fehleisen, Nancrède, Lannelongue, Chipault, Seerig, Reymond, Sydney Jones, Braquehaye); trois dès la première enfance (Heinecke (obs. XI), Heyfelder (obs. XVI), Guépin et Orillard (obs. XLIV).

Il est souvent difficile d'affirmer l'origine congénitale de ces lipomes, la tumeur très petite dès la naissance, pouvant passer inaperçue, et n'attirer l'attention que plus tard, alors qu'elle se développe.

Les lipomes acquis apparaissent à tous les âges de la vie, avec, prétend Chipault, une préférence marquée pour la période entre quarante et soixante ans.

Tandis que les lipomes ordinaires sont plus fréquents chez la femme que chez l'homme (trois fois plus, d'après Bryant), sur 49 cas où le sexe est indiqué, nous relevons 13 cas chez les femmes, et 36 chez les hommes, ce qui nous donne, pour 100, une proportion de 26,53 cas pour le sexe féminin, et 73,46 pour le sexe masculin.

dant les cris, et diminuait pendant le sommeil de l'enfant. On pratiqua deux ponctions, qui donnèrent de la sérosité et dont la seconde fut suivie de fièvre. Depuis, la tumeur prit une consistance de plus en plus ferme, ne fluctua plus, et ne changea plus d volume pendant les cris.

L'enfant succomba à un an et demi à une hydrocéphalie. La tumeur était grosse comme un œuf, formée de tissu graisseux. A l'intérieur se trouvait une petite cavité sans communication avec la cavité cranienne. Au-dessous d'elle, sur la ligne médiane de l'occipital, se trouvait un orifice fermé par une bande fibreuse.

Observation LIII

(Larger. — *Archives générales de médecine*, 1877.)

Dans ce cas, le lipome était non superposé mais accolé à l'encéphalocèle. La malade, une nouvelle née, portait à la région occipitale deux tumeurs : 1° une hydrencéphalocèle occipitale supérieure, grosse comme la tête ; 2° au-dessous une tumeur plus consistante, mobile, du volume d'une olive séparée de la première par la protubérance occipitale. Cette dernière tumeur était un lipome renfermant un kyste gros comme un petit pois, et siégeant sur une perforation cranienne du calibre d'une sonde cannelée.

5° Lipomes dont le siège n'est pas indiqué.

Observation LIV

(Chassaignac. — *Bull. Soc. Anat.*, Paris, 1836.)

L'auteur présente un lipome développé entre le péricrâne et les muscles épicraniens dans le tissu cellulaire lâche qui les sépare. La tumeur présente les caractères généraux des lipomes : elle est molle, mobile, sa surface est régulière et unie, sans lobulation. La face profonde est adhérente quelque peu au périoste.

Observation LV

(Bruns. — *Chirurgie des Gehirns*, 1853.)

Femme de vingt-six ans chez laquelle, depuis six ans, est apparu un lipome sur la partie postérieure gauche de la tête. Cette tumeur molle, paraissant fluctuante, est du volume d'un œuf de poule. L'extirpation montra qu'il s'agissait d'un lipome.

Observation LVI

(Bryant, *Lancet*, London, 1885).

Henry H., trente-neuf ans, cocher, avait toujours joui d'une bonne santé. A l'âge de trente ans, il vit se développer sur sa tête une tumeur qui grossit assez rapidement.

Cette tumeur est molle, du volume d'un œuf de poule. La peau n'est pas déprimée. Le patient étant sous le chloroforme, on fait une incision elliptique et la peau est disséquée autour de la tumeur. Les adhérences étant détruites on enleva la tumeur qui fut reconnue pour un lipome pur.

Guérison.

Ce cas est remarquable en ce sens que les lipomes ne siègent presque jamais sur le sommet de la tête.

Observation LVII

(Bland Sutton. — *Med. chirurg. Trans.*, 1885).

Lipome situé au-dessous du muscle occipito-frontal. — Musée de Middlesex Hospital.

Observations LVIII et LIX

(Von Bergmann. — *In* Grosch, 1887.)

Cet auteur est cité par Grosch. Il a opéré deux malades, l'un de trente ans, l'autre de quarante ans, porteurs de lipomes depuis plusieurs années.

renfermant de nombreux vaisseaux vasculaires. Ces tumeurs proviennent alors d'une transformation adipeuse d'angiomes, les cellules graisseuses se plaçant entre les vaisseaux primitifs de l'angiome, et finissant, par leur prolifération, par les oblitérer en les comprimant; ou bien la présence de cellules adipeuses est liée à l'évolution de l'angiome prenant naissance dans la couche graisseuse. Ces deux théories ont chacune leur valeur, et elles entrent chacune d'ailleurs dans les vues de Lannelongue assignant comme point de départ à presque tous les lipomes congénitaux, un nævus.

Nous ne possédons que deux observations de cette variété de lipomes péricrâniens, celle de M. le professeur Poncet (obs. I) et celle de Reymond (obs. X). Chacune d'elle relate un lipome congénital, et possède une réelle valeur. Nous n'en avons point trouvé d'autre exemple, mais nous pensons qu'il suffira de signaler ces tumeurs pour attirer l'attention sur elles. La dénomination de *lipome angiomateux*, selon l'avis de M. le professeur Poncet, paraît tout à fait convenir à cette sorte de tumeurs.

Enfin, dans une dernière variété, nous placerons les méningocèles déshabitées, ayant subi la transformation lipomateuse.

Lannelongue a beaucoup insisté sur ce dernier point de la pathogénie des lipomes périostiques du crâne.

Cette dernière variété est très intéressante et très importante au point de vue du diagnostic et de l'intervention.

ANATOMIE PATHOLOGIQUE

Les lipomes péricraniens prennent naissance dans la couche graisseuse que nous avons signalée au début du chapitre précédent, dans la structure du périoste. Comme les tumeurs de même nature siégeant sur les autres parties du corps, ils sont constitués :

1° Par des cellules adipeuses, plus volumineuses que les cellules normales, sphériques, ou polyédriques par pression réciproque ;

2° D'un stroma de tissu conjonctif cloisonnant la tumeur, la divisant en lobules, et servant de support aux vaisseaux.

La coupe en est jaune ou blanchâtre, et, le plus souvent, on peut en reconnaître la nature à l'œil nu, sans le secours du microscope.

Leur volume est infiniment variable ; il va de la grosseur d'une lentille jusqu'aux dimensions les plus insolites, comme par exemple dans l'observation de Rotter (XL) où la tumeur descendait jusqu'aux genoux.

Presque toujours ils restent peu volumineux pendant un espace de temps plus ou moins long, puis se mettent à grossir, soit d'une façon lente et régulière, soit brusquement, sans raison apparente ou à la suite d'un traumatisme.

Nous voyons donc que la proportion est renversée pour les lipomes péricraniens.

L'hérédité peut aussi être invoquée. Nous rapportons une observation (Renard LX et LXI) où la mère et le fils, porteurs tous deux de lipomes multiples, en présentent également à la tête.

Enfin, dans certains cas, on peut invoquer le traumatisme. Nous citerons l'observation de Wheeler (XXVI), où le malade dit avoir reçu un coup violent; celle de Von Bergmann (XXXVII) : le malade s'était violemment heurté le front contre une porte; celle de Walh (XXXIX): contusion à la région frontale. Dans l'observation du professeur Poncet (XIII), le malade incrimine la pression de la coiffure sur le front.

Chipault n'admet pas le traumatisme dans l'étiologie des lipomes péricraniens ; il prétend qu'il ne peut, par lui-même, être la cause première du lipome.

PATHOGÉNIE

Nous croyons utile, au début de ce chapitre, de donner la structure du périoste.

On y trouve :

1° Une couche superficielle, comprenant des fibres connectives et élastiques, des vaisseaux et des nerfs. On rencontre dans cette couche des cellules adipeuses.

2° Une couche profonde, constituée de deux plans distincts :

a) L'un profond, la couche ostéogène, qui ne présente pour nous aucun intérêt.

b) L'autre superficiel, formé par un réseau de fibres élastiques enveloppant dans ses mailles du tissu conjonctif, *qui peut parfois s'infiltrer de graisse*[1].

Une première variété de lipomes péricraniens est constituée par celles de ces tumeurs qui prennent naissance dans ces deux couches du périoste. Comme la graisse des autres régions du corps, celle qui est contenue dans ce tissu donne naissance à des lipomes. Ceux-ci ne présentent d'ailleurs, à part leur point de départ spécial, aucune particularité.

Dans une seconde variété, nous placerons les lipomes

[1] Poirier, *Traité d'anatomie humaine.*

bable que la tumeur n'avait pas été extirpée complètement dans la première intervention.

On ne constate pas de retentissement ganglionnaire ni de généralisation.

On n'a jamais signalé la dégénérescence cancéreuse.

SYMPTOMES — MARCHE — PRONOSTIC

Les lipomes péricraniens présentent les caractères ordinaires des tumeurs du même genre en général.

Ils occupent une situation anatomique remarquable ; ils sont sous-jacents à l'aponévrose épicranienne, séparés par elle du tissu cellulaire sous-cutané.

Ils sont généralement hémisphériques, à base large, mais lorsqu'ils ont atteint de grandes dimensions, ils se pédiculisent.

La tumeur est lisse et régulière, quelquefois lobulée. Elle est mobile dans sa masse, adhérente profondément par suite de ses connexions avec le périoste et l'os.

Elle est parfois diffuse, parfois encapsulée. Dans le premier cas, elle adhère aux téguments qu'on ne peut mobiliser sur elle. Dans le second cas, la tumeur est nettement limitée, la peau est mobile, glisse facilement sur elle, et se plisse lorsqu'on la pince.

Les téguments qui recouvrent le lipome conservent presque toujours leurs caractères normaux. Cependant, lorsqu'il a acquis de grandes dimensions, la peau peut être épaissie ou amincie à son niveau, s'ulcérer même, et est parfois parcourue par un réseau veineux superficiel ; les cheveux sont plus rares et plus fins que dans les régions voisines.

Ils sont tantôt hémisphériques et, dans ce cas, entourés d'une véritable capsule aponévrotique qui les sépare des tissus environnants, tantôt diffus. Dans ce dernier cas, d'après Morant-Baker, ils seraient de préférence symétriques et situés en arrière des oreilles. Nous en avons deux exemples dans les observations de Reymond (X) et de Lücke (L) relatant deux cas de lipomes symétriques de la région mastoïdienne. Le plus souvent les lipomes péricraniens sont uniques, mais ils peuvent quelquefois être multiples et coïncider avec d'autres tumeurs du même genre siégeant sur le corps, Renard (LX et LXI), Rotter (XL), Broca, dans l'observation de son malade de Bicêtre.

La forme de ces lipomes est variable. Ils sont arrondis et sessiles, rattachés à l'os ou au périoste par une large base, ou bien encore ils présentent un pédicule plus ou moins long et volumineux. Mais au début ils sont toujours sessiles et se pédiculisent que plus tard, lorsqu'ils ont augmenté en volume et en poids.

Leur consistance varie d'après la quantité de tissu fibreux qu'ils renferment. Ils peuvent alors acquérir une certaine dureté. Pourtant, d'après Chipault, les lipomes péricraniens seraient toujours composés de tissu graisseux pur, et la présence de tissu fibreux y serait exceptionnelle. Nous avons pourtant relevé quelques observations de fibro-lipomes, et Chipault, lui-même, en cite un exemple (obs. XLI).

Nous signalerons encore les lipomes angiomateux dont nous avons déjà parlé dans le chapitre précédent.

Les lipomes péricraniens peuvent subir certaines transformations.

Ils peuvent subir la dégénérescence calcaire comme dans l'observation de Chipault *(loco citato)* où la tumeur présentait à sa partie inférieure une ulcération au fond de laquelle on voyait une surface blanchâtre, dont le doigt ou le stylet n'avaient pas de peine à reconnaître la nature pierreuse.

Ils peuvent également s'ulcérer comme en fait foi la même observation, et sont alors le siège d'un suintement fétide.

Signalons encore un point intéressant. La tumeur est parfois entourée d'un bourrelet dur, de consistance osseuse: observations VII (Lannelongue); XII (Braquehaye); XXI (Fischer); XXX, XXXI, XXXII (Fehleisen); XXXV (Grueter); LVIII et LIX (von Bergmann). On peut croire alors à une néoformation osseuse, le périoste entourant la tumeur ayant donné naissance à de l'os nouveau. C'est en effet le cas quelquefois, mais, le plus souvent, ce bourrelet saillant est dû à une infiltration du péricrâne et du tissu conjonctif voisins de la tumeur et ne tarde pas à disparaître quelques jours après l'opération.

Parfois, la partie osseuse sur laquelle repose la tumeur est usée et résorbée par elle : observations VI (Fehleisen); VII (Lannelongue); XXI (Fischer); l'os peut être même perforé (Chipault VIII et Heyfelder XVI) et le pédicule contracter des adhérences avec les méninges crâniennes.

Enfin, ces tumeurs sont très bénignes et ne récidivent jamais. Nous avons pourtant relevé un cas où la tumeur récidiva au bout de six mois, et où le malade dut subir une nouvelle opération : Wheeler (XXV). Mais il est proment qu'ils peuvent faire penser, comme le relate Lannelongue, à des tumeurs malignes, aux sarcomes surtout. Mais il leur faut d'ordinaire plusieurs années pour atteindre des dimensions considérables. Dans le cas de Rotter, où la tumeur descendait jusqu'aux genoux, elle avait mis trente-trois ans pour atteindre ce volume.

Ils peuvent finir par s'ulcérer avant même d'avoir acquis un volume considérable. Ces ulcérations sont dues à des causes mécaniques et ne se rapprochent en rien de celles qui se produisent dans les tumeurs malignes. On observe alors un suintement fétide, extrêmement gênant pour le malade ; Chipault *(loc. cit.)*.

Enfin, d'après Lannelongue, la transformation calcaire serait fréquente. Elle est notée seulement dans une observation de Chipault.

Comme on le voit, le pronostic de ces tumeurs est des plus bénins. Elles ne peuvent devenir pour le malade une cause de gêne et de souffrance que par leur poids et leur volume, leur siège ou quelqu'une des complications que nous avons signalées. Le traitement, qui est l'intervention chirurgicale, est d'ailleurs le plus souvent des plus simples.

DIAGNOSTIC

Le diagnostic des lipomes péricraniens est loin d'être toujours facile.

Nous devons écarter les tumeurs superficielles, souvent adhérentes à la peau, jamais au périoste, et ne pouvant, par conséquent, donner lieu à aucun doute.

L'abcès tuberculeux, consécutif à une ostéite des os du crâne, présente une fluctuation plus nette; il existe de la douleur. D'ailleurs, l'état général est mauvais, on trouve presque toujours des antécédents, et l'on constate souvent l'existence d'autres manifestations tuberculeuses.

L'exostose et la gomme syphilitique se reconnaîtront à leur évolution, à la consistance de la tumeur. Les commémoratifs, l'existence d'autres manifestations syphilitiques, et, à leur défaut, l'application du traitement spécifique, lèveront tous les doutes.

Les tumeurs veineuses en communication avec les sinus, sont ordinairement du volume d'une noix, arrondies, molles, dépressibles, fluctuantes, indolentes, réductibles. Elles diminuent de volume dans certaines positions de la tête, deviennent turgescentes dans la déclivité. Lorsque la tumeur est réduite, on sent sous le doigt la perforation qui la fait communiquer avec la cavité cranienne.

La consistance de la tumeur varie. Elle est molle, spongieuse, parfois fluctuante, ou bien ferme et élastique. Cette fermeté est due à la situation profonde du lipome qui est bridé par l'aponévrose épicranienne.

Ces tumeurs sont généralement indolentes.

Leur volume est extrêmement variable ; elles peuvent ne pas dépasser le volume d'une noisette ou acquérir des dimensions colossales.

Quant à leur siège, les lipomes péricraniens affectionnent particulièrement la région frontale. On les trouve encore dans les régions temporale, pariétale, occipitale. Les lipomes congénitaux se rencontrent le plus souvent au niveau des régions où siègent les autres tumeurs congénitales. On les trouve à l'angle interne de l'œil, au niveau des sutures, à la queue du sourcil.

Sur les soixante et un cas que nous rapportons, douze sont congénitaux, quarante-neuf acquis.

Parmi les douze lipomes congénitaux :

7 siègent à la région frontale.
3 — — occipitale,
2 — au niveau des sutures,

soit les proportions suivantes :

Lipomes frontaux	58,33	p. 100.
— occipitaux	25 »	—
— siégeant au niveau des sutures. . .	16,66	—

Pour les lipomes acquis :

32 siègent à la région frontale,
3 — — temporale.
3 — — pariétale.
4 — — occipitale.

Chipault place dans ce groupe le cas de Bland Sutton et celui de Chassaignac, bien que le siège de ces lipomes ne soit pas indiqué dans les observations. Nous y rangerons aussi le cas rapporté par Bruns (LV), dans lequel l'auteur signale un lipome situé à la partie postérieure gauche de la tête. Ceci porterait à 7 le nombre de cas de lipomes acquis, observés dans la région occipitale.

Dans les cas de Bryant (LVI) et von Bergmann (LVIII et LIX), le siège n'est pas indiqué.

Enfin, dans 3 cas ils sont multiples (Rotter et Renard).

Ces chiffres nous donnent les proportions suivantes

Lipomes frontaux.	65,30	p. 100
— temporaux	6,10	—
— pariétaux	6,10	—
— occipitaux	14,28	—

Enfin, la proportion pour le nombre total des cas est la suivante :

39	lipomes	frontaux	soit	63,93	p. 100
10	—	occipitaux	—	16,39	—
3	—	temporaux	—	4,93	—
3	—	pariétaux.	—	4,93	—
3	—	au niveau des sutures ou du vertex .	—	4,93	—

La marche des lipomes péricraniens est ordinairement lente : quarante trois ans (Reymond XI, volume d'un œuf de poule) ; vingt-cinq ans (Wheeler XXVI) ; trente-six ans (Vogt), dans ce cas, la tumeur était du volume d'une tête d'enfant, etc. Ils peuvent rester longtemps stationnaires et ne se développer que beaucoup plus tard, soit brusquement, soit progressivement, en suivant une marche lente et régulière. Ils s'accroissent parfois si rapide-

Les anévrismes sont des tumeurs molles, superficielles, animées de battements, présentant un souffle, s'affaissant lorsqu'on interrompt la circulation artérielle entre la tumeur et le cœur. Les anévrismes cirsoïdes sont des tumeurs mollasses, bosselées, fluctuantes, présentant des battements et du thrill.

Les kystes fontanellaires congénitaux, étudiés par Lannelongue[1], et dont, dans un cinquième des cas, le contenu est clair, transparent, ressemblant au liquide céphalo-rachidien, présentent plusieurs points de ressemblance avec les lipomes péricraniens. Ils sont sous-aponévrotiques, adhérents au périoste, siègent au niveau du bregma, de la glabelle, ou de l'urion ; ils sont arrondis, fluctuants, entourés d'un bourrelet osseux périphérique. Ces caractères peuvent rendre le diagnostic des plus difficiles. Mais l'application de glace ou d'éther durcit le lipome, et ne suffit pas pour congeler le liquide des kystes. Broca, pour distinguer les lipomes des collections liquides, emploie le procédé suivant : il applique sur le milieu de la tumeur le bord cubital de la main ; la fluctuation ne se transmet pas d'un côté à l'autre. Le contraire a lieu pour les kystes.

A côté de ces kystes fontanellaires spéciaux, les kystes dermoïdes ordinaires du crâne offrent aussi les plus grandes analogies avec les lipomes péricraniens, surtout congénitaux. Comme eux, ils siègent au niveau de la queue du sourcil, de la suture sagittale, surtout au bregma, de la suture lambdoïde ; comme eux, ils présentent des adhérences intimes avec l'os ou le périoste. On voit donc que,

[1] Lannelongue et Achard, *Kystes congénitaux*, 1886.

lorsque les lipomes siègent aux endroits de prédilection des kystes dermoïdes, le diagnostic présente de sérieuses difficultés. Voici, d'après Fano, quels sont les signes qui permettent de différencier ces deux catégories de tumeurs. Le lipome est une tumeur aplatie, le kyste dermoïde est sphéroïde ; le lipome donne la sensation d'une éponge, le kyste dermoïde est rénitent, mollasse, élastique, rarement fluctuant ; le lipome est généralement de volume restreint, le kyste dermoïde est plus gros.

Les kystes sébacés sont très fermes à leur origine ; ils se ramollissent à mesure qu'ils augmentent de volume, et finissent par devenir fluctuants. Ce sont des tumeurs lisses, arrondies, faisant corps avec les téguments, mobiles sur les os.

Le céphalématome siège d'ordinaire au niveau de l'angle supérieur et antérieur du pariétal droit. Cette tumeur atteint le volume d'un œuf de pigeon ou d'un œuf de poule. C'est une tuméfaction aplatie, lisse, assez tendue, élastique, fluctuante, indolore, irréductible et non pulsatile. La tumeur ne recouvre jamais les sutures. A mesure qu'elle vieillit, sa consistance varie, et elle devient plus dure, puis diminue de volume, et finit par disparaître, en général, au bout de deux mois. Un des symptômes principaux qui la rapprochent des lipomes péricraniens, est le bourrelet phériphérique qui entoure sa base au bout de quelques jours. Les autres symptômes que nous avons énumérés permettront de différencier ces tumeurs avec les lipomes péricraniens.

Le diagnostic du lipome avec l'angiome est parfois délicat, l'accroissement du lipome étant très long, et pouvant subir de véritables poussées, comme l'angiome.

Mais le lipome est de consistance plus ferme, plus rénitente. Enfin, la peau recouvrant les angiomes profonds présente quelquefois une coloration bleuâtre.

Les encéphalocèles et les méningocèles siègent surtout sur la ligne médiane antéro-postérieure du crâne, surtout au niveau de l'occipital et de la région fronto-nasale. Ce sont des tumeurs arrondies, bosselées, molles, fluctuantes, parfois réductibles, quelquefois transparentes. Elles ne présentent ordinairement ni battements, ni souffle, mais se tendent sous l'influence des cris ou des efforts de l'enfant. La pression et les tentatives de réduction amènent des convulsions, des paralysies et des cris, quelquefois le coma.

Dans ces cas, le diagnostic est assez facile, mais il présente de sérieuses difficultés, si ces symptômes viennent à manquer.

Il deviendra d'autant plus difficile si l'on a affaire à une méningocèle déshabitée ayant subi la transformation graisseuse, ou bien encore, comme le fait observer Chipault, à une encéphalocèle ou une méningocèle recouverte de tissu néoplasique, soit angiomateux, soit névromateux, soit lymphangiomateux. Le diagnostic est d'ailleurs des plus importants à étab'ir au point de vue de l'intervention chirurgicale.

Les sarcomes présentent d'ordinaire de vives douleurs, une consistance plus ferme. Ils peuvent pourtant devenir fluctuants. Ils adhèrent plus rapidement à la peau qui s'amincit. Lorsqu'ils deviennent plus volumineux, la palpation permet quelquefois d'y sentir des pulsations et un mouvement d'expansion, l'oreille y perçoit un bruit de souffle. Dans le fongus de la dure-mère, dans les premières périodes tout au moins, le principal symptôme, et qui ne fait jamais défaut, est une vive douleur, persistante, parfois diffuse, souvent localisée. Lorsque la tumeur a usé les os du crâne et se trouve située sous les téguments ayant encore conservé leurs caractères normaux, on constate une saillie crépitante; la tumeur est presque toujours animée de mouvements synchrones au pouls, et recouverte d'un lacis veineux.

La marche des sarcomes est plus rapide que celle des lipomes. Nous avons vu, pourtant, d'après Lannelongue *(loco citato)*, que des lipomes à développement rapide, ayant contracté des adhérences avec la peau, ont pu être pris pour des sarcomes. Le diagnostic est, dans ces cas, excessivement délicat.

TRAITEMENT

Le traitement rationnel des lipomes péricraniens est l'intervention chirurgicale.

Nous avons vu que ces tumeurs, ordinairement de petit volume, peuvent rester longtemps stationnaires sans incommoder nullement le malade qui en est porteur. L'opération ne présente donc à ce moment aucun caractère d'urgence. Elle ne devient nécessaire que lorsqu'il s'agit de corriger une difformité désagréable, ou de soulager le malade d'une infirmité, sinon dangereuse du moins gênante. On devra donc s'abstenir et remettre à plus tard, chez l'enfant en bas âge, pour peu que l'opération présente le moindre caractère de gravité, et surtout si le malade présente un mauvais état général.

Chez l'adulte, l'intervention est, en général, des plus simples. Parfois, il n'est même pas nécessaire de recourir à l'anesthésie chloroformique et il suffit d'user de la cocaïne, employée en injections hypodermiques locales.

Deux cas peuvent se présenter :

1° Le lipome est pédiculisé, et, dans ce cas, il suffit d'exciser au bistouri le pédicule au niveau des adhérences avec l'os, et de ruginer celui-ci au point d'implantation ;

2° Dans le second cas, le lipome repose sur l'os par une

large base, il est sessile. Selon le volume de la tumeur, on incisera sur la peau, ou bien on en enlèvera une tranche plus ou moins grande, ou bien on circonscrira la tumeur par deux incisions curvilignes. Le périoste ayant été incisé à son tour, la tumeur sera disséquée. Cette dissection, très facile si le lipome ne présente pas d'adhérences avec la peau, présentera plus de difficultés dans le cas contraire. S'il existe des adhérences avec l'os, on ruginera ce dernier.

En cas de perforation de l'os, l'opération devient plus complexe. Dans un cas de ce genre, Chipault dut sectionner le frontal avec la pince de Lannelongue, mettant à nu la dure-mère. L'opération eut d'ailleurs des suites excellentes, et la guérison survint rapidement. Dans ce cas l'opération devient donc plus sérieuse, puisqu'il s'agit d'une véritable trépanation.

Si l'os n'est pas complètement perforé, le curetage des parties malades suffira.

Des cas plus compliqués pourraient se présenter, qui demanderaient une intervention plus sérieuse. Il appartiendrait alors au chirurgien de choisir le meilleur, et de chercher à obtenir, avec le moins de délabrements possible, le résultat le plus satisfaisant.

On cherchera d'ordinaire à obtenir une réunion par première intention. La plaie sera recouverte par un pansement antiseptique.

S'il survenait une hémorragie pendant la dissection de la tumeur, elle cède assez facilement à la compression.

Les résultats sont presque toujours excellents et, dans la plupart des cas que nous avons relatés, la réunion fut immédiate, et la guérison survint très rapidement.

Nous croyons inutile de nous étendre longuement sur les précautions à prendre avant l'opération. Toutefois, il peut y avoir erreur de diagnostic, et cette erreur, peu conséquente en cas de kyste dermoïde, deviendrait plus grave en cas d'encéphalocèle, modifiée ou non. Le chirurgien devra donc se prémunir d'avance, pour parer à toute éventualité. Il s'adjoindra des aides en nombre suffisant; les instruments qui pourraient être nécessaires pour une intervention plus grave, seront prêts d'avance, l'antiseptie sera des plus rigoureuses; on aura soin de raser toute la région avoisinant la tumeur, si celle-ci siège au cuir chevelu.

CONCLUSIONS

Des soixante et un cas que nous avons étudiés, nous déduisons les conclusions suivantes :

I. Les lipomes péricraniens forment un groupe spécial de tumeurs des plus intérérессants.

II. Leur étiologie, encore obscure, comme celle des tumeurs de même nature en général, présente à noter pourtant l'assez grande fréquence des lipomes congénitaux, ou d'origine congénitale.

III. Leur pathogénie est spéciale au point de vue de la transformation graisseuse de certaines tumeurs congénitales. Il existe une variété de lipomes péricraniens, congénitaux, dont le tissu renferme de nombreux vaisseaux vasculaires, et que nous désignons avec M. le professeur Poncet, sous le nom de *lipomes angiomateux*.

IV. Leur anatomie pathologique est intéressante par leurs rapports avec le péricrâne, et, lorsque la voûte cranienne est perforée, avec les méninges craniennes.

V. Ce sont des tumeurs bénignes, ne récidivant jamais.

VI. On ne doit pas les confondre avec certaines tumeurs du crâne, congénitales ou acquises, présentant un certain nombre de caractères semblables. Le diagnostic doit être fait surtout avec l'encéphalocèle et la méningocèle.

VII. Leur traitement rationnel est l'intervention chirurgicale. Simple dans la plupart des cas, l'opération peut devenir plus grave, lorsqu'il s'agit d'ouvrir la boîte cranienne.

Le chirurgien prendra des mesures pour parer à toute éventualité. La guérison est la règle.

INDEX BIBLIOGRAPHIQUE

Arnold, *in* Chipault, *Médecine moderne*, 1895.

Assenfeldt, Lipomes péricraniens *(Chirurgische Erfahrungen eines Landarztes, in* Diss. Dorpat p. 20, 1883).

Bertrandi, *Abhandlung. von den Geschwulsten* (Leipzig, p. 409. 1798).

Bergmann, *in* Grosch, *Studien über das Lipoma*, 1887.

Billroth, *Bericht der chirurgischen Klinik zu Zürich.* 1860-1867 et 1860-1870.

Bland-Sutton, Fatty tumour beneath occipito-frontalis *(Med. chirurg. Trans.*, 1885, t. LXVII).

Braquehaye, *in* Mounie (th. de Bordeaux, 1897).

Broca, Lipomes multiples *(Gaz. des Hôp.*, p. 244, Paris, 1862).

Bruns, *Chirurgie des Gehirns*, Tubingen, p. 90-93, 1853.

Bryant (T), Lipoma of scalp; excision, cure *(Lancet*, London, I, 983, 1885).

Chassaignac, Lipomes du crâne *(Bulletin de la Société anatomique de Paris*, p. 130, 1830).

Chipault, *Médecine moderne*, VI, p. 753-761, Paris.

Clutton, Multiple fatty tumours *(Saint-Thomas hospital Reports*, p. 69, 1870).

Cruveilhier, Lipomes péricraniens *(Traité d'anatomie pathologique*, t. III, p. 307-308, 1850).

Cruveilhier, Lipomes péricraniens *(Traité d'anatomie pathologique générale*, t. II, p. 30, 1856).

Fano, Observation de lipome du crâne, suivie de quelques réflexions sur le diagnostic différentiel du lipome et des kystes dermoïdes (*Union médicale*, t. III, p. 433, Paris, 1861).

Fehleisen, Ueber Lipome der Stirn (*Sitzungsbericht der physik.-med. Gesellschaft zu Würzburg*, S. 131, 1882).

Fieber, Ein seltener Fall von Lipoma fibrosum am Kopfe beobachtung mitgetheilt (*Deutsche Zeitschrift für Chirurgie*, Leipzig, Bd. XII, p. 115, 1880).

Fischer, Lipomes péricraniens (*Mittheilungen aus der chirurgischen Universitätsklinik zu Gottingen*, S. 237, 1861).

Grosch (J.), Studien über das Lipome (*Deutsche Zeitschrift für Chirurgie*, Leipzig, t. XXVI, p. 307-382, 2 pl., 1887).

Gruber, Submusculares vielschichtiges Stirnlipom (*Wirchow's Archiv*, Bd. LXXVII, S. 101, 1 pl., 1878).

Grueter. Ein Fall von Lipoma fibrosum am Kopfe (I. D. zu Greifswald, 1883).

Guépin et Orillard, *Bulletin de la Société anatomique de Paris*, 1893).

Heinecke, Die chirurgischen Krankheiten des Kopfes (*Deutsche Chirurgie*. Lief. 1882).

Heyfelder, De lipomate et steatomate (I. D. Stuttgart, p. 22, 1842).

Kœnig, *Lehrbuch der speciellen Chirurgie*, t. I.

Kirmisson, *Traité des maladies chirurgicales d'origine congénitale*, Paris 1898.

Lannelongue et Ménard, Lipomes ostéo-périostiques; région de la voûte du crâne (*Affections congénitales*, p. 681, 1891).

Larcher, De l'exencéphale (encéphalocèle congénitale) (*Archives générales de médecine*, 1877).

Lücke, Ueber multiple symmetrische Lipome (I. D. Strassburg, obs. VIII, p. 37, 1878.

Lutzau, Beitrag zur Casuistik der multiplen Lipome (I. D. Dorpat, 1878).

Mac-Cormac, Fatty tumour of scalp (*Lancet*, t. II, p. 657, London, 1880).

Mounic, Lipomes ostéopériostiques du crâne et de la colonne vertébrale (th. de Bordeaux, 1897).

Nancrède, Congenital fatty tumour beneath occipito-frontal muscle (*Medical News*, 1883; *Boston Med. and Surg. Journ.*, 1883; *Philadelphie Med. Times*, 1882-83).

Otto, Lipomes péricraniens (*Neue seltene Beobachtungen zur Anatomie*, Berlin, t. IV, p. 101, tabl. IV, fig. 1, 1824).

Pérotte, Du lipome (th. de Paris, 1897).

Petit, Cas cité à propos de la présentation de M. Reclus (*Bulletin de la Société anatomique de Paris*, p. 194, 1881).

Reclus, Lipome médian du front (*Bulletin de la Société anatomique de Paris*, t. VI, p. 192, 4e série, 1881).

Renard, De lipomate (*Medicinische-chirurgische-Zeitung*, Salzburg, Bd. II, p. 251, 1815).

Reymond, *in* Mounic (th. Bordeaux, 1897).

Richards, Report of a case of multiple fatty tumours (*Lancet*, London, t. I, p. 650, 1895).

Roger, *Medical repository of original essays and intelligence relative to physic Surgerie*, New-York, p. 320, 1883.

Rotter, *in* Grosch, *Deutsche Zeitsch für Chirurg.*, 1887.

Ruyter (de), Lipome frontal (*Berlin. klinische Woch.*, 1891).

Rudinger, Cas signalé par l'auteur à la suite de la présentation de Fehleisen (*Sitzungsberichte der physik med. Gesellschaft zu Würzburg*, S. 133, 1882).

Senac, Th. de Paris, 1884.

Seerig, Geschichte einer sehr grossen Steatome am Hinterhaupte eines 1/2 jährigen Kindes (*Magazin der gesammten Heilkunde*, p. 511, 1836).

Simon, *Recueil d'observations de médecine des hôpitaux militaires*, 1772.

Steinhausen, Mittheilungen aus der chirurgischen Praxis vom Regimentsarzte (*Magazin der gesammten Heilkunde*, herausgegeben von Rust, Bd. LXII, 1844).

Sydney-Jones, Fatty tumour from beneath the scalp (*Tr. of the Path. Soc. of London*, t. XXXII, p. 243, 1881, et *Lancet*, 1880).

Treuberg, Lipoma frontis *(Deustche Med. Wochen.*, 1892).
Vogt, *in* Grueter, Ein Fall von Lipoma fibrosum am Kopfe (I.-D. zu Greifswald, 1883).
Volkmann, *Beiträge zur Chirurgie* (Tübingen, S. 205, 1875).
Wahl, *in* Grosch, *Deutsche Zeits. f. Chir.*, 1887.
West, Case of meningocele associated with cervical spina-bifida, curet by aspiration *(Lancet*, 1875).
Wheeler, Successful removal, by the knife, of a large lipoma from the head, measuring one foot six inches, from attach to summet, and one foot three inches in circumference, weighing nearly three pounds *(Dublin Journ. of Med. Sciences*, t. II, p. 449, 1873).
Waerneurjk, Ueber multiple Lipome (I.-D. Würzburg, 1887).

TABLE

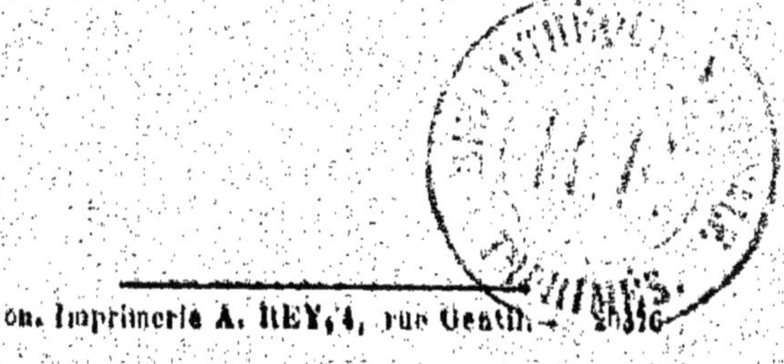

Lyon. Imprimerie A. REY, 4, rue Gentil. — 20316

www.ingramcontent.com/pod-product-compliance
Ingram Content Group UK Ltd.
Pitfield, Milton Keynes, MK11 3LW, UK
UKHW020324220726
13923UKWH00003B/1347